BEI GRIN MACHT SICH IHR WISSEN BEZAHLT

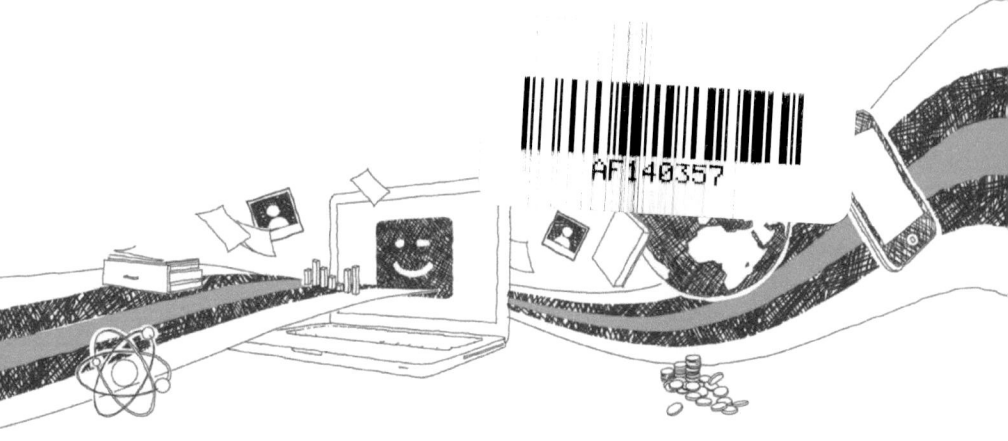

- Wir veröffentlichen Ihre Hausarbeit,
  Bachelor- und Masterarbeit

- Ihr eigenes eBook und Buch -
  weltweit in allen wichtigen Shops

- Verdienen Sie an jedem Verkauf

Jetzt bei www.GRIN.com hochladen
und kostenlos publizieren

GRIN

Bibliografische Information der Deutschen Nationalbibliothek:

Die Deutsche Bibliothek verzeichnet diese Publikation in der Deutschen National-
bibliografie; detaillierte bibliografische Daten sind im Internet über http://dnb.d-
nb.de/ abrufbar.

Impressum:

Copyright © 2017 GRIN Verlag
Druck und Bindung: Books on Demand GmbH, Norderstedt Germany
ISBN: 9783668830493

Nadja Karossa

Stellt die Phytotherapie eine geeignete Alternative zur medikamentösen Behandlung der Migräne dar?

GRIN Verlag

GRIN - Your knowledge has value

Der GRIN Verlag publiziert seit 1998 wissenschaftliche Arbeiten von Studenten, Hochschullehrern und anderen Akademikern als eBook und gedrucktes Buch. Die Verlagswebsite www.grin.com ist die ideale Plattform zur Veröffentlichung von Hausarbeiten, Abschlussarbeiten, wissenschaftlichen Aufsätzen, Dissertationen und Fachbüchern.

Besuchen Sie uns im Internet:

http://www.grin.com/

http://www.facebook.com/grincom

http://www.twitter.com/grin_com

Pädagogische Hochschule Ludwigsburg

Institut für Naturwissenschaften und Technik

Seminartitel: Natur und Gesundheit

Sommersemester 2017

Stellt die Phytotherapie eine geeignete Alternative zur medikamentösen Behandlung der Migräne dar?

Nadja Karossa

Fachsemester: 6

Abgabetermin: 04.09.2017

Inhaltsverzeichnis

IHS	International Headache Society
ICD-10	International Classification of Diseases – 10. Revision
DMKG	Deutsche Migräne- und Kopfschmerzgesellschaft
PMR	Progressive Muskelrelaxation
ASS	Acetylsalicylsäure

1. Einleitung

„Wie die Ahnung eines Unwetters spüre ich oft schon vorher, was am nächsten Tag auf mich zukommt und unaufhaltsam über mich hereinbrechen wird. Schließlich ist es soweit: pochende Kopfschmerzen, stunden-bis tagelang, dazu kommt nicht selten noch Übelkeit. Am liebsten verkrieche ich mich in mein Schlafzimmer, ziehe die Decke über den Kopf und hoffe einfach nur, dass sie vorübergeht: Die Migräneattacke." (Berlin-Chemie AG 2017).

So oder so ähnlich werden diese wiederkehrenden Kopfschmerzen von Migräneerkrankten beschrieben. Zahlen belegen, dass mehr als 70 Prozent der Deutschen an Kopfschmerzen leiden und darunter etwa acht bis zwölf Prozent an Migräne. Um die über 250 Arten von Kopfschmerzen besser diagnostizieren zu können wurde von der *International Headache Society*, abgekürzt IHS, im Jahr 1988 deren Klassifizierung vorgenommen. Die Klassifizierung der IHS wurde vom *International Classification of Diseases -10* (ICD-10) aufgenommen und von der *Deutschen Migräne- und Kopfschmerzgesellschaft* (DMKG) um Therapieleitlinien erweitert (vgl. Diemer und Burchert 2001, S. 6). Diese Klassifikation differenziert zwischen primären und sekundären Kopfschmerzen. Unter sekundären Kopfschmerzen werden Kopfschmerzen verstanden, die Symptom einer organischen Störung sind. Dazu zählen beispielsweise Kopfschmerzen bei Kopfverletzungen oder bei Blutgefäßerkrankungen (vgl. Göbel 1994, S. 6). Bei primären Kopfschmerzen liegt keine organische Krankheit zu Grunde, sondern ist ein eigenständiges Leiden. Hierzu zählen Spannungskopfschmerzen, Clusterkopfschmerzen und Migräne.

Spannungskopfschmerz definiert sich durch das wiederkehrende Auftreten von Kopfschmerzen, die dumpf, drückend oder ziehend wahrgenommen werden. Bei dieser Art von Kopfschmerzen sind beide Kopfhälften in leichter bis mittelschwerer Intensität betroffen. Außerdem treten keine Begleitsymptome, wie bei der Migräne auf (vgl. Bartlick 2014, Kap. 3). Clusterkopfschmerzen hingegen treten eher seltener auf und das vor allem bei Männern. Die Schmerzen betreffen eine Seite des Kopfes und der Schmerz ist von höchster Intensität. Diese Art Kopfschmerzen treten meistens nachts und in mehreren Intervallen auf. Die Dauer beträgt 15 Minuten bis zwei Stunden. Symptome sind beispielsweise das Tränen von Auge und Nase sowie schwitzen im Gesicht (vgl. Bartlick 2014, Kap. 5.1). Die dritte Form der primären Kopfschmerzen ist die Migräne. Diese Ausarbeitung beschäftigt sich mit dieser speziellen Form und wird daher in Kapitel 2.2 ausführlich beschrieben.

Viele Menschen leiden über Jahre an Kopfschmerzen, bevor sie einen Arzt konsultieren (vgl. Göbel 1994, S. 1). Die Schmerzklinik Kiel bezieht sich auf ihrer Webseite auf eine repräsentative deutsche Studie aus dem Jahr 1993 von Hartmut Göbel und Kollegen. Die Studie mit 5000 Teilnehmern hat herausgefunden, dass etwa 40 Prozent der Befragten nie einen Arzt aufgrund der Kopfschmerzbeschwerden konsultiert haben. Gründe hierfür waren demnach das fehlende Vertrauen in die Kompetenz der Ärzte sowie die Angst nicht ernst genommen zu werden. Besonders Allgemeinmediziner nehmen sich zu wenig Zeit für die Diagnose sowie das Erstellen eines Behandlungsplans, so die Ergebnisse dieser Befragung (vgl. Schmerzklinik Kiel, 2017). Es ist heutzutage nicht selten, dass Patienten sich Floskeln wie *„Migräne ist nicht heilbar, finden Sie sich damit ab!"* (Göbel 1994, S. 1) oder *„Ihre Halswirbelsäule und ihr Blutdruck sind in Ordnung, - es muss also doch die Psyche sein?"* (Göbel 1994, S. 1) von Ärzten anhören müssen. Das ist beispielsweise ein Grund, weshalb eine Vielzahl von Menschen mit Kopfschmerzen oder Migräne es vermeiden zum Arzt zu gehen und daher versuchen die Schmerzen eigenständig zu behandeln. Dabei greift ein Großteil der Migräneerkrankten auf starke Schmerzmittel zurück, die über längeren Zeitraum eingenommen werden (vgl. Pantleon 2017). Eine dauerhafte Einnahme kann beispielsweise einen medikamenteninduzierten Dauerkopfschmerz verursachen. Die regelmäßige Einnahme von Ibuprofen kann zu Magen- und Darmproblemen führen - eine Überdosis Paracetamol sogar zu Leberschäden (vgl. Pantleon 2017). Deshalb entscheiden sich viele Betroffene für die Verwendung phytotherapeutischer Mittel, wie beispielsweise auf Pfefferminzöl. Aufgrund dieser Schwierigkeiten und Möglichkeiten bei der Behandlung der Migräne beschäftigt sich die vorliegende Arbeit mit der Frage, ob die Phytotherapie eine geeignete Alternative zur medikamentösen Behandlung der Migräne darstellt.

Die Arbeit ist in drei Themenbereiche gegliedert. Im ersten Teil wird das Krankheitsbild der Migräne beschrieben. Dazu wird die Geschichte der Migräne und verschiedene Theorien zur Entstehung und Behandlung erläutert. Darauf aufbauend wird Migräne nach heutigem Stand definiert. Danach werden die Symptome, Ursachen und Triggerfaktoren sowie der Verlauf der Migräne dargestellt. Im zweiten Teil der Arbeit wird die Prophylaxe ohne Medikamente sowie die Behandlung mit Medikamenten beschrieben. Abschließend wird die Phytotherapie erklärt sowie die Behandlungsmöglichkeiten bei der Migräne erläutert. Abschließend wird im Fazit die Fragestellung beantwortet, ob die Phytotherapie eine geeignete Alternative zur medikamentösen Behandlung der Migräne darstellt.

2. Migräne

2.1 Geschichte der Migräne

Die Migräne ist keine moderne Erkrankung, sondern quält Menschen seit frühester Zeit. Deshalb wurden sich bereits 3.000 vor Christus Gedanken über die Entstehung der Migräne sowie über die Gestaltung der bestmöglichen Therapie gemacht. Beispielsweise waren die Sumerer, Babylonier und Assyrier damals der Auffassung, dass Migräne ein Werk böswilliger Geister ist. Die Behandlung war das Beten zu Horus und das Bitten um einen neuen Kopf. Anderer Meinung waren die Ägypter. Diese waren davon überzeugt, die Migräne bekämpfen zu können, indem dem Patienten ein Krokodil mit Getreide im Maul auf den Kopf gebunden wurde und dieses mit Leinen (welches mit Götternamen beschriftet war) befestigt wurde (vgl. Göbel 2012, S. 81 f.).

Die erste Beschreibung einer Migräne verfasste Aretaios von Kappadokien ein Jahrhundert vor Christus. Er definierte einen einseitigen Schmerz im Bereich der Schläfen, Augen oder Nase sowie Begleitsymptome wie Schwitzen, Übelkeit und galliges Erbrechen, als *Heterocrania*. Galen von Pergamon entwickelte als Synonym die *Hemicrania* zwei Jahrhunderte vor Christus, welche als Wurzel der heutigen Diagnose von Migräne verstanden wird (vgl. Göbel 2012, S. 81 f.).

Die Therapie auf der Basis von Säftelehren – auch bekannt unter dem Namen Galen'sche Krankheitslehre – hält das regelmäßige Reinigen und Ableiten der Gallenflüssigkeit als effektivste Therapie. Im Hinblick auf diese Theorie geht man davon aus, dass der Magen und Darm von der Gallenflüssigkeit überflutet werden. Die medizinische Konsequenz ist das Verabreichen von Einläufen und Abführmitteln. Galen ist der Meinung, dass Körpervorgänge durch vier Körpersäfte gesteuert werden. Diese vier Körpersäfte sind Blut, gelbe Galle, schwarze Galle und die Lymphe. Die Entstehung der Migräne wird in dieser Theorie durch übermäßig, aggressive gelbe Galle ausgelöst. Diese steigt aus dem Magen und Darm auf und die erzeugten Dämpfe ziehen empor zum Gehirn (vgl. Göbel 2012, S. 84 f.).

Der englische Arzt Edward Liveing beschreibt in seinem Buch *„on megrim, sick-headache, and some allied disorders. A contribution to the pathology of nerve-storms"* die damals vorherrschenden Migränetheorien im Jahr 1873. Liveing skizzierte in diesem Buch vier Haupttheorien der Migräneentstehung. Dazu zählt die Lehre vom galligen Ursprung, sympathische und exzentrische Theorie, Theorien eines vaskulären Ursprungs, die die zerebrale arterielle Hyperämie, die passive venöse Hirnstauung und Hypothesen zu vasomotorischen Prozessen beinhaltet. Die vierte Haupttheorie ist von Liveing selbst entwickelt worden, die Theorie des *Nervengewitters*. Liveing war der Meinung, dass Migräne keine Störung oder Irregularität der Blutzirkulation die grundlegende Bedingung für Migränekopfschmerz sei, sondern eine Erkrankung des Nervensystems selbst (vgl. Göbel 2012, S. 87 f.). Er führte weiter aus, dass es durch eine Migräne zu einer kontinuierlichen Akkumulation von Reizen und schließlich zu einer Entladung von Nervenkraft kommt, ähnlich wie bei einem Gewitter. Liveing beschreibt das Nervensystem als ein komplexes System, welches durch die mannigfaltigen Einflüsse eine Migräneattacke auslösen kann. Jegliche erregende Wirkung kann in ihrer Summation zur Migräneattacke hinleiten (Göbel 2012, S. 87 f.). Die Migräne besitzt damit die Funktion einer Entladung, ähnlich wie Blitz, Donner und Regen bei einem Gewitter. Die physiologische Reaktion ist vergleichbar mit einer Niesreaktion bei übermäßiger Reizung der Nasenschleimhaut. Liveing vermutete, dass diese Entladung durch das Mittelhirn und den Hirnstamm gesteuert wird. Liveings Konzept des Nervensturms war sehr populär bis 1937 Graham und Wolff ihre Ergebnisse über Migräne veröffentlichten (vgl. Göbel 2012, S. 81 f.).

Im Jahr 1928 wurde die erste quasi placebokontrollierte Studie zu Migräne in Deutschland durch Trautmann durchgeführt. Die erste richtige experimentelle Studie wurde im Jahre 1937 von dem Schmerzforscher John Graham und Harald G. Wolff durchgeführt. Durch diese Forschung konnten Kopfschmerzen systematisch im Labor untersucht werden. Damit konnten exakte Daten zur Pathophysiologie erstellt werden (vgl. Göbel 2012, S. 88 f.).

2.2 Definition der Migräne

Der Begriff „Migräne" ist abgeleitet vom griechischen Wort *„hemicrania"*, was so viel wie *„halber Kopf"* bedeutet und somit eines der vordergründigen Charakteristika einer Migräne beschreibt (vgl. Bartlick 2014, Kap. 4). Migräne ist eine neurologische Erkrankung, die eine zeitweilige Funktionsstörung des Gehirns auslöst. Zur Symptomatik gehören wiederkehrende Kopfschmerzattacken mit vegetativen Begleiterscheinungen, wie beispielsweise Übelkeit, Licht- und Lärmempfindlichkeit. Die Kopfschmerzen sind pulsierend beziehungsweise pochend und treten meistens einseitig auf. Die Dauer variiert zwischen vier und 72 Stunden. Außerdem verschlechtert sich die Migräne bei sportlicher Betätigung. Migräne kann sich in Dauer, Häufigkeit, Begleitsymptomen, Intensität und Vorboten unterscheiden (vgl. Bartlick 2014, Kap. 4.1).

2.3 Differenzierung der Migräne

Die Arten der Migräne unterscheiden sich im Vorhandensein oder der Abwesenheit der sogenannten Aura. Eine Aura ist eine neurologische Reiz- und Ausfallerscheinung, die sich vor allem über Sehstörungen definiert. In seltenen Fällen können Effekte im Bereich des Tastsinns und des Hörsinns auftreten. Eine Aura baut sich innerhalb von fünf bis 20 Minuten auf und dauert selten länger als eine Stunde. Sie äußert sich beispielsweise durch Lichtblitze oder flackernde Zackenlinien (vgl. Bartlick 2014, Kap. 4.3). Seltener treten Erblindungserscheinungen oder Störungen des Farbsinns auf. Diese Ausfälle betreffen beide Augen, obwohl es vornehmlich auf einer Seite wahrgenommen wird. Die Symptome enden mit dem Beginn der Kopfschmerzen. Rund 70 bis 75 Prozent aller Migräneerkrankten leiden unter einer Migräne ohne Aura. Etwa zehn Prozent haben eine Migräne mit Aura und 15 bis 20 Prozent leiden unter beiden Formen der Migräne (vgl. Bartlick 2014, Kap. 4.3). Im Folgenden Abschnitt wird die Symptomatik der Migräne beschrieben.

2.4 Symptomatik der Migräne

Migräne kann in den unterschiedlichen Phasen eine Vielzahl von Symptomen hervorrufen. Zu Warnzeichen und Symptomen gehören Stimmungsänderungen wie beispielsweise eine erhöhte Reizbarkeit oder das Gefühl besonders leistungsfähig oder kraftlos zu sein. Dazu gehören Schwankungen der Gemütslage, die sich durch depressive Verstimmungen oder Euphorie äußert. Des Weiteren treten Verhaltensänderungen in manchen Phasen der Migräne auf, wie beispielsweise Hyperaktivität, zwanghaftes Verhalten sowie Lethargie oder Schwerfälligkeit. Zu den neurologischen Symptomen gehören Müdigkeit, ständiges Gähnen, Schwierigkeiten bei der Wortfindung, Abneigung gegen Töne und Licht (Phonophobie und Photophobie) und Schwierigkeiten beim fokussierten Sehen. Muskuläre Symptome sind allgemeine Schmerzen oder Beschwerden des Muskelapparates. Ein sehr häufiges Symptom sind Verdauungsprobleme. Dazu gehören Übelkeit, Heißhunger, Appetitlosigkeit sowie Verstopfungen oder Durchfall. Außerdem sind Veränderungen des Flüssigkeitshaushaltes möglich, wie beispielsweise Durst, erhöhtes Wasserlassen oder Wassereinlagerungen (vgl. Bartlick 2014, Kap. 4.4).

2.5 Ursachen und Triggerfaktoren

Es konnte bis heute noch nicht wissenschaftlich geklärt werden, wie Migräne entsteht und warum nicht alle Menschen gleichermaßen davon betroffen sind. Im 17. Jahrhundert war die Theorie sehr populär, dass Migräne durch eine Störung der Blutgefäße entsteht. Diese Vorstellung wurde bis ins 20. Jahrhundert nur marginal verändert. Die Theorie ging davon aus, dass die Blutgefäße im Kopf aufgrund einer Erkrankung unnatürlich erweitert sind und somit Schmerzen im Kopf entstehen (vgl. Bartlick 2014, Kap. 4.7).

Nach aktuellem Forschungsstand liegt die eigentliche Ursache in der Informationsverarbeitung des Gehirns. Das Kernproblem ist die Ausschüttung von Hormonen, insbesondere Serotonin und weiterer vasoaktiven Stoffen (vgl. Bartlick 2014, Kap. 4.7). Durch deren übermäßige Ausschüttung werden die Blutgefäße im Gehirn so stark gereizt, dass sie sich entzünden und erweitern. Durch die Dehnung der Gefäße werden Stoffe freigesetzt, sogenannte Neuropeptide, welche die Entzündung verschlimmern. Dieser Teufelskreis wird so lange fortgesetzt bis die Depots dieser Stoffe weitestgehend geleert sind. Dies würde erklären, warum Migräneerkrankte nach einer intensiven Migräne - unabhängig von Triggerfaktoren - eine gewisse Zeit beschwerdefrei bleiben. Triggerfaktoren können nämlich keine nennenswerte Botenstoff-Ausschüttung verursachen, da die Botenstoffe erst nachproduziert werden müssen (vgl. Bartlick 2014, Kap. 4.7).

Der Großteil der Migräneerkrankten sieht keinen Zusammenhang zwischen Migräneattacken und den auslösenden Faktoren, den sogenannten *Triggerfaktoren*. Wissenschaftler gehen davon aus, dass die Triggerfaktoren von Mensch zu Mensch unterschiedlich sind. Wichtig hierbei ist, dass die Trigger nicht die Ursache der Migräne sind, sondern lediglich deren Auslöser. Einer der wichtigsten Triggerfaktoren sind die Schlafgewohnheiten (vgl. Bartlick 2014, Kap. 4.5). Eine Migräneattacke kann ausgelöst werden, wenn während der Woche früh aufgestanden und am Wochenende ausgeschlafen wird. Das geschieht aufgrund des veränderten Schlaf-Wachrhythmus. Weitere häufige Trigger sind Hormonschwankungen, Lebensmittel, wie Wein und Käse oder Wetterlagen und deren Veränderung. Die Identifizierung der persönlicher Triggerfaktoren ist sehr schwierig, da meistens mehrere Faktoren zusammentreffen. Wenig Schlaf, Stress am Arbeitsplatz und unregelmäßiges Essen sind Auslöser die ziemlich häufig zusammen auftreten (vgl. Bartlick

2014, Kap. 4.5). Um die genauen Trigger zu identifizieren, ist es sinnvoll einen Kopfschmerzkalender anzulegen. Darauf wird explizit in Kapitel 3.1 eingegangen.

2.6 Verlauf einer Migräneattacke

Die Migräne lässt sich in vier Phasen unterscheiden – die Prodromalphase, auch Vorläuferphase genannt, der Auraphase, die Kopfschmerzphase und anschließend die Rückbildungsphase oder auch Schlafphase. Circa 30 Prozent der Migräneerkrankten bemerken schon bis zu zwei Tage vor dem Beginn der Migräne Hinweissymptome, wie Hunger oder Verstimmung (vgl. Göbel 1994, S. 59 f.). Im Folgenden werden die einzelnen Phasen mit ihren Begleitsymptomen erläutert.

Während der Prodromalphase aktivieren Triggerfaktoren spezifische Zentren im Hirnstamm, dem Bereich des Gehirns, der in der Nähe des Rückenmarks liegt. Dort werden lebensnotwendige Systeme des Körpers kontrolliert, wie beispielsweise der Schlaf-Wachrhythmus, Atmung und der Kreislauf, indem unter anderem Serotonin ausgeschüttet wird (vgl. Bartlick 2014, Kap. 4.7). Bei Migräneerkrankten ist diese Ausschüttung zu hoch, was die normale Funktion des Hypothalamus beeinträchtigt. Dieser Mechanismus ist verantwortlich für Prodromalzeichen und einige Symptome, da der Hypothalamus Hunger, Durst, den Wasserhaushalt, die Stimmung und weitere beeinflusst. Das kann erklären, warum eines der häufigsten physiologischen Vorzeichen der Hunger nach bestimmten Lebensmitteln ist, besonders nach Süßem oder Fettigem (vgl. Bartlick 2014, Kap. 4.7). Hinzu kommen psychische Symptome wie Überaktivität oder Unruhe. Außerdem wird die Prodromalphase von neurologischen Symptomen begleitet, die sich durch Konzentrationsstörungen oder Licht- und Lärmempfindlichkeit äußern (MSD Sharp & Dohme GmbH 2012).

Während der Auraphase breitet sich der ausgelöste Reiz im hinteren Bereich der Großhirnrinde über den gesamten Kortex aus und vermindert an betroffenen Stellen den Blutfluss (vgl. Bartlick 2014, Kap. 4.7). Die daraus resultierende Mangelversorgung mit Sauerstoff führt zu neurologischen Ausfallerscheinungen, wie beispielsweise einseitige Gesichtsfeldausfälle oder Flimmererscheinungen. Während der Auraphase sind komplexe Wahrnehmungsstörungen möglich. Dazu zählen die Vergrößerung oder Verkleinerung von Gegenständen sowie Störungen des Farbsinns (MSD Sharp & Dohme GmbH 2012). Je

9

nachdem welcher Bereich betroffen ist, kann es zu partieller Blindheit, kribbeln oder stechen in den Fingern kommen (vgl. Göbel 1994, S. 61 ff.)

Das Gehirn selbst ist nicht schmerzempfindlich, sondern es wird davon ausgegangen, dass der Schmerz durch das entzündliche Anschwellen der Blutgefäße entsteht. Das ausgeschüttete Serotonin kann die Kontraktion und die Entspannung der Blutgefäße steuern. Die Folge ist, dass die entzündlichen Wirkstoffe Neuropeptide ausschütten und die umliegenden Nerven reizen. Dabei werden die Schmerzsignale weiter an den Trigeminusnerv gesendet. Sobald der Trigeminusnerv aktiviert ist, wird eine Wirkkette ausgelöst, die am zerebralen Kortex, das ist der äußerste Teil des Gehirns, endet und die gesendeten Informationen als Schmerz dekodiert. Ab diesem Zeitpunkt werden die Schmerzen wahrgenommen (vgl. Bartlick 2014, Kap. 4.7).

Die dritte Phase ist die Kopfschmerzphase, in der mittelschwere bis schwere, pulsierende oder pochende Kopfschmerzen auftreten. Diese Kopfschmerzen treten einseitig auf, obwohl ein Wechsel innerhalb einer Attacke möglich ist. Die Schmerzen beginnen oft im Nackenbereich und treten später im Bereich der Schläfen, Stirn oder Augen auf. Diese Phase kennzeichnet sich durch eine Reihe von Symptomen. Dazu gehören Übelkeit, Licht- und Lärmempfindlichkeit, Magen-oder Bauchschmerzen sowie Durchfall und kalte Extremitäten (MSD Sharp & Dohme GmbH 2012).

In der letzten Phase, der sogenannten Schlafphase oder Rückbildungsphase können Symptome, wie in der Prodromalphase auftreten sowie Stimmungsschwankungen und ein erhöhtes Harnvolumen. Die meisten Menschen mit Migräne schlafen in dieser Phase (MSD Sharp & Dohme GmbH 2012). Während der Rückbildungsphase braucht der Organismus Zeit, um zur Normalfunktion zurückzukehren. Die Erregungszustände der beteiligten Nerven werden auf das Ursprungsniveau gebracht. Ab diesem Zeitpunkt sind die Schmerzen vorbei und die Begleitsymptome werden weniger (vgl. Bartlick 2014, Kap. 4.7).

3. Prophylaxe und Behandlung der Migräne

Die Lebensführung von Migräneerkrankten kann durch die Stärke und die Häufigkeit der Migräne beeinträchtigt werden. Aufgrund der Fortschritte der Medizin ist eine deutliche Verbesserung der Lebensqualität von Migräneerkrankten möglich. Forscher sind der Meinung, dass eine Kombination aus medikamentöser und nicht-medikamentöser Therapie am wirksamsten ist (vgl. Göbel 2012, S. 179).

3.1 Prophylaxe ohne Medikamente

Forscher haben Therapiestrategien entwickelt, um Migräneanfälle zu reduzieren. Die erste Strategie ist die Vorbeugung durch Vermeidung von Auslösefaktoren. Dazu gehört beispielsweise das Ausfindigmachen oder Kennen der persönlichen Triggerfaktoren (vgl. Göbel 1994, S. 160 f.). Um diese herauszufinden ist die Nutzung eines Kopfschmerztagebuchs eine geeignete Methode. Dazu entwickelte die Newsenselab GmbH eine App namens M-sense. Diese ist ein mobiles Kopfschmerztagebuch, welches sowohl Attacken als auch den Medikamentenkonsum und Einflussfaktoren dokumentiert. In dieser App werden die häufigsten Triggerfaktoren, dazu gehören Schlaf, Stress, Alkohol, Koffein, Menstruation, Ess- und Bewegungsverhalten sowie das Wetter, eingetragen. Bei Migräneattacken wird die Dauer, die Schmerzstärke (von eins bis zehn), die Lokalisation und Art des Schmerzes, die Einnahme von Medikamenten sowie verschiedene Symptome wie Übelkeit oder Lichtempfindlichkeit abgefragt. Diese Daten werden statistisch ausgewertet und dadurch können Auslöser oder Zeiten der Migräne abgeleitet werden (vgl. Newsenselab GmbH, 2017).

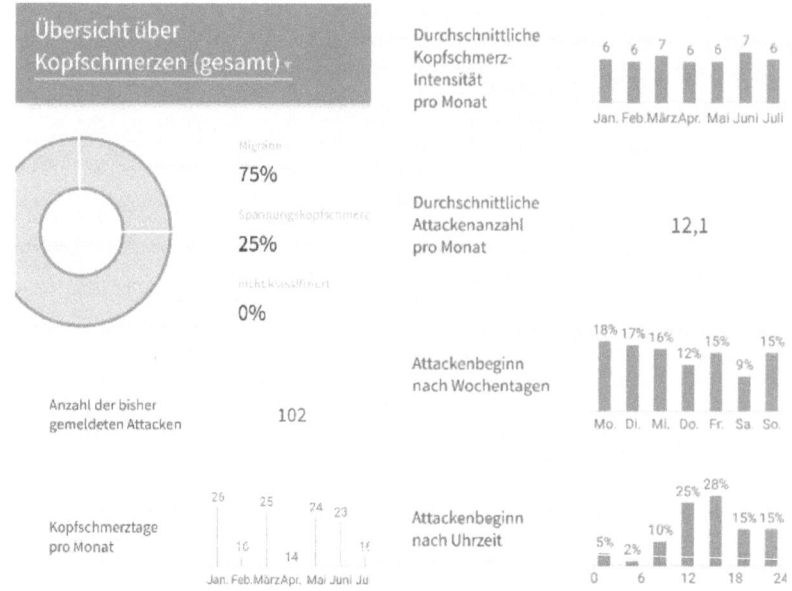

Abbildung 1: Kopfschmerzanalyse nach M-Sense (Quelle: URL: https://m-sense.de/app, abgerufen am 28.07.2017)

Die App M-Sense dokumentiert die Anzahl der bisherigen Attacken und differenziert diese nach Migräne oder Spannungskopfschmerz. Außerdem werden die Kopfschmerztage pro Monat mit der durchschnittlichen Intensität erfasst (vgl. Newsenselab GmbH, 2017). Des Weiteren werden die Attacken nach Wochentagen und nach Uhrzeit analysiert. Zudem ist es möglich die einzelnen Triggerfaktoren zu untersuchen, um einen Zusammenhang zwischen Migräne und eben diesen herzustellen. Im letzten Schritt werden mögliche Therapien aufgezeigt, die den aktuellen medizinischen Leitlinien entsprechen (vgl. Newsenselab GmbH, 2017).

Weitere Strategien sind zudem das Treiben von Ausdauersport – zum Beispiel Schwimmen, Radfahren oder Joggen – sowie das Achten auf regelmäßige Nahrungseinnahme (vgl. Göbel 1994, S. 161). Einige Methoden zielen darauf ab Migräneerkrankten in der eigenen Persönlichkeit zu stärken, mit Hilfe von Selbstsicherheitstrainings oder Stressbewältigungsseminaren. Hierzu gehört auch, dass Migräneerkrankte lernen *„nein"* zu sagen und nicht perfekt sein müssen. Besonders wichtig ist, dass die Patienten Entspannungstechniken lernen, wie beispielsweise die Progressive Muskelrelaxation, abgekürzt PMR oder Yoga (vgl. Göbel 1994, S.162).

3.2 Behandlung mit Medikamenten

Die Akutbehandlung orientiert sich an dem Schweregrad der Migräneattacke. Die erste Wahl bei Attacken sind Analgetika (Schmerzmittel), wie beispielsweise Ibuprofen, Acetylsalicylsäure (ASS) oder Paracetamol. ASS ist das weltweit am häufigsten verwendete Medikament bei Migräne (vgl. Göbel, 1994, S. 195). Bei Migränepatienten, die während einer Attacke besonders unter Übelkeit und Erbrechen leiden, empfiehlt es sich ein Prokinetikum einzunehmen, da es magendarmstimulierend wirkt und Übelkeit und Erbrechen vorbeugt. Mit Hilfe aktueller Forschungen konnten Medikamente entwickelt werden, die gleichzeitig den Kopfschmerz und die Begleitsymptome lindern, die sogenannten *Triptane*. Triptane konnten sich innerhalb weniger Jahre bei der Behandlung der Migräne fest etablieren. Es stehen sieben unterschiedliche Triptane zur Verfügung, die eine individuelle Behandlung der Migräne ermöglichen (vgl. Berlin-Chemie AG 2017). Die Triptan-Eigenschaften unterscheiden sich in Schmerzlinderung, Verträglichkeit, Wirkungsdauer und Wiederkehrkopfschmerz. Während einer Migräneattacke fällt die Konzentration des Botenstoffs Serotonin im Gehirn unter den durchschnittlichen Wert.

Triptane wirken wie das körpereigene Serotonin und können somit den Mangel ausgleichen (vgl. Berlin-Chemie AG 2017). Trotz der vielfältigen Möglichkeiten der Behandlung ist es möglich, dass die Attackenbehandlung einen mangelhaften Therapieerfolg aufweist. Der Grund hierfür kann eine falsche Diagnose sein. Denn die Medikamente zur Behandlung einer Migräneattacke sind nicht notwendigerweise bei anderen Kopfschmerzerkrankungen wirksam (vgl. Göbel 1994, S. 205 f.).

Trotz der vielen prophylaktischen und medikamentösen Möglichkeiten der Behandlung der Migräne sehen ein Großteil der Migräneerkrankten alternative Heilmethoden, wie beispielsweise die Phytotherapie, als effektiv an. Deshalb werden immer mehr Studien über die Wirksamkeit von phytotherapeutischen Mitteln im Hinblick auf die Behandlung der Migräne durchgeführt.

4. Phytotherapie

4.1 Begriffsklärung und Arbeitsweise

Die Phytotherapie oder auch Pflanzenheilkunde gehört zu den ältesten Therapieverfahren. Diese gehört zu den volksheilkundlichen Behandlungsmaßnahmen, die sich auf überlieferte Erfahrungen stützen. Das Wort *Phytotherapie* setzt sich aus den griechischen Wörtern *phyton* = Pflanzen und *therapeia* = Pflege zusammen. Das Ziel dieser Therapie ist das Untersuchen von Heilpflanzen und ihrer Wirkstoffe sowie die therapeutischen Wirkungen und die Dokumentation wirksamer Ergebnisse (vgl. Koch 2011).

Die Phytotherapie versucht fehlende Stoffe im Körper zu ersetzen und verschiedene Funktionen zu steigern. Wichtig hierbei ist, dass pflanzliche Medikamente meistens eine sehr gute Verträglichkeit aufweisen. Dennoch setzt die Wirkung der Medikamente erst nach mehrtägiger Einnahme ein, da sich ausreichend Wirkstoffe im Körper ansammeln müssen (vgl. Kraft und März 2015, S. 1). Die häufigste Verwendung der Phytotherapie ist die Teerezeptur. Hierbei müssen Kräuter mit siedendem Wasser übergossen werden und einige Zeit ziehen gelassen werden.

Die Phytotherapie beschäftigt sich mit der Heilung, Linderung und Vorbeugung von Krankheiten und Beschwerden durch Arzneipflanzen. Hierfür werden Teile wie Blüten, Wurzeln oder Blätter oder Pflanzenbestandteile, wie ätherische Öle oder Zubereitungen aus Arzneipflanzen verwendet. Die Phytotherapie basiert ohne Einschränkungen auf dem medizinischen Verständnis von Gesundheit und Krankheit. Sie hat keine eigenen Theorien oder Lehren hinsichtlich des menschlichen Körpers, seiner Funktionsweise, der Entstehung und Diagnostik von Krankheiten sowie die Art und Weise, wie Wirkstoffe Körperfunktionen beeinflussen (vgl. Kraft und März 2015, S. 1).

Im Hinblick auf die Migräne gibt es eine Menge Arzneipflanzen, die die Beschwerden lindern können. Im Folgenden wird auf ein paar ausgewählte Arzneipflanzen eingegangen.

4.2 Behandlung von Migräne

Bei einer Migräneattacke hilft die lokale Applikation von Pfefferminzöl. Eine Studie fand dazu heraus, dass das Auftragen von zehn prozentigem Pfefferminzöl auf der Stirn und den Schläfen bei Spannungskopfschmerz wirksamer ist, als ein Gramm Paracetamol. Das Pfefferminzöl wirkt muskelrelaxierend, lokal anästhetisch und steigert den lokalen Blutfluss. Nach 15 Minuten wurde die Intensität der Kopfschmerzen als weniger wahrgenommen und die Wirkung hielt länger als eine Stunde. Die Kombination von Pfefferminzöl und Paracetamol verstärkt die lindernde Wirkung (vgl. Agosti und Chrubasik 2011, S. 13).

Der potenteste pflanzliche Schmerzhemmer ist Weidenrinde, welche im Medikament Assalix zu finden ist. Weidenrinde unterscheidet sich im Vergleich zu Aspirin dadurch, dass die Schleimhäute des Magen und Darmtraktes nicht geschädigt werden und es keine blutverdünnende Wirkung hat. Außerdem wirkt Weidenrinde schneller als andere Schmerzmittel (vgl. Agosti und Chrubasik 2011, S. 13).

Ein weiteres Mittel gegen Migräne ist der Pestwurz. Pestwurz (Petasites hybridus) zeichnet sich durch die stark krampflösende und entzündungshemmende Wirkung aus. Durch eine kurmäßige Einnahme von Extrakten aus der Pestwurz kann die Anfallhäufigkeit bereits nach vier Wochen – manchmal auch erst nach sechs bis acht Wochen - gesenkt werden (vgl. Pantleon 2017). Eine Studie mit 202 Patienten der Schmerzklinik Kiel konnte unter der Leitung von Hartmut Göbel die Wirksamkeit von Pestwurz bei der Behandlung der Migräne nachweisen. Mehr als zwei Drittel der Patienten, die vor der Behandlung zwei bis sechs Attacken im Monat hatten, konnten durch die Einnahme des Medikamentes die Migräneanfälle im Durchschnitt um 58 Prozent reduzieren. Eine Vergleichsgruppe, die ein Placebo eingenommen hatte und kein Pestwurzpräparat, erreichte im Mittel nur 26 Prozent (vgl. Pantleon 2017).

Eine weitere kleinere Studie mit 33 Patienten am Städtischen Krankenhaus in München-Harlaching konnte ebenfalls Verbesserungen durch die Einnahme von Pestwurz feststellen. Etwa 77 Prozent der Patienten wiesen weniger Migräneanfälle auf (vgl. Pantleon 2017). Eine weitere Arzneipflanze, die sehr gute Ergebnisse bei der Prophylaxe der Migräne erzielte ist das Mutterkraut. Eine Studie fand heraus, dass das Essen von zwei bis drei Blättern pro Mahlzeit über drei Monate zu einer monatelangen Anfallfreiheit oder geringeren Kopfschmerzen führte (vgl. Agosti und Chrubasik 2011, S. 13). Eine weitere Studie am Universitätskrankenhaus Nottingham konnte unter der Leitung des Migräneexperten Dr. J. J. Murphy herausfinden, dass durch die tägliche prophylaktische Einnahme von 82 Milligramm Drogenpulver in Form von Kapseln die Häufigkeit und Schwere der Migräneanfälle signifikant reduziert werden konnten. Hinzu kommt, dass sich auch die typischen Begleiterscheinungen der Migräne, wie Übelkeit und Schwindel verbesserten (vgl. Pantleon 2017).

5. Fazit

Migräne ist eine neurologische Erkrankung, die eine zeitweilige Funktionsstörung des Gehirns auslöst. Das Krankheitsbild kennzeichnet sich durch wiederkehrende Kopfschmerzen, die pochend oder pulsierend wahrgenommen werden, aus und wird von Symptomen wie Übelkeit, Erbrechen sowie Licht- und Lärmempfindlichkeit begleitet. Eine Migräneattacke kann vier bis 72 Stunden andauern und kann sich durch sportliche Bestätigung verschlechtern (vgl. Bartlick 2014, Kap. 4).

Die Ursachen für Migräne sind medizinisch noch nicht vollständig geklärt. Nach aktuellen Forschungsstand liegt die eigentliche Ursache in der Informationsverarbeitung im Gehirn. Das Kernproblem ist die übermäßige Ausschüttung des Hormons Serotonin, welches die Blutgefäße so stark reizt, dass sie sich erweitern und entzünden (vgl. Bartlick 2014, Kap. 4.7). Da die Ursachen noch nicht vollständig geklärt sind, ist die Gestaltung einer effektiven Therapie sehr schwierig. Dennoch können Migräneerkrankte die Häufigkeit und Schwere der Migräne durch eine gesunde Lebensführung positiv beeinflussen. Zu einer gesunden Lebensführung zählen beispielsweise das Einhalten eines geregelten Schlaf-Wachrhythmus sowie das Betreiben von Ausdauersport. Außerdem ist das Kennen der persönlichen Triggerfaktoren von großem Vorteil, da dadurch Auslöser und somit Migräneattacken vermieden werden können (vgl. Göbel 1994 S. 161).

Bei akuten Kopfschmerzen wird von der klassischen Schulmedizin empfohlen Analgetika einzunehmen, um die Intensität der Schmerzen zu lindern. Das Problem hierbei ist die Einnahme über einen längeren Zeitraum solcher Schmerzmittel. Medikamente wie Paracetamol und Ibuprofen können bei einer Langzeiteinnahme Magen- und Darmprobleme oder sogar Leberschädigungen verursachen. Die Schwierigkeit bei eigenverantwortlichen Einnahme von Schmerzmitteln ist einerseits die richtige Dosierung sowie die Einnahme des richtigen Medikaments (vgl. Pantleon 2017).

Die Phytotherapie auch Pflanzenheilkunde genannt versucht bei der Behandlung von Krankheiten fehlende Stoffe im Körper zu ersetzen und die benötigten Funktionen zu steigern. Die Phytotherapie zeichnet sich durch eine sehr gute Verträglichkeit der Medikamente aus. Wichtig bei phytotherapeutischen Mitteln ist die Einnahme über einen längeren Zeitraum, damit sich die fehlenden Stoffe ausreichend im Körper ansammeln können. Deshalb wird die Phytotherapie bei der Behandlung der Migräne gerne präventiv genutzt (vgl. Kraft und März 2015, S. 1).

Einige Studien beweisen, dass besonders Mutterkraut und Pestwurz prophylaktisch bei der Behandlung der Migräne sehr große Erfolge erzielen. Wichtig bei der phytotherapeutischen Prophylaxe ist die Einnahme von mehreren Wochen bis Monaten, damit sich die Stoffe im Körper anreichern. Außerdem weisen Mutterkraut und Pestwurz geringe Nebenwirkungen auf und sind für eine langfristige Einnahme geeignet (vgl. Pantleon 2017).

Die Behandlung einer akuten Migräneattacke durch die Phytotherapie gestaltet sich dementgegen sehr schwierig, da die meisten Arzneipflanzen über einen längeren Zeitraum eingenommen werden müssen (vgl. Pantleon 2017). Ein phytotherapeutisches Mittel, welches bei einer akuten Migräneattacke die Schmerzen lindern kann, ist das Pfefferminzöl. Durch die lokale Applikation auf Stirn und Schläfen einer zehn prozentigen Lösung kann die Intensität der Schmerzen reduziert werden, jedoch nicht vollständig gelindert werden. Eine Kombination aus Pfefferminzöl und Paracetamol verstärkt die muskelrelaxierende Wirkung sowie die Steigerung des Blutflusses und wirkt daher noch besser als die alleinige Behandlung mit Pfefferminzöl (vgl. Agosti und Chrubasik 2011, S. 13). Phytotherapeuten sind selbst der Meinung, dass nicht auf die klassische Schulmedizin bei akuten Migräneattacken verzichtet werden kann, da die Phytotherapie noch keine geeigneten Mittel gegen akute Migräneattacken entdeckt hat (vgl. Pantleon 2017).

Wie schätzen Sie die Wirksamkeit von alternativen Heilmethoden bei Migräne im Vergleich zur klassischen Schulmedizin ein?

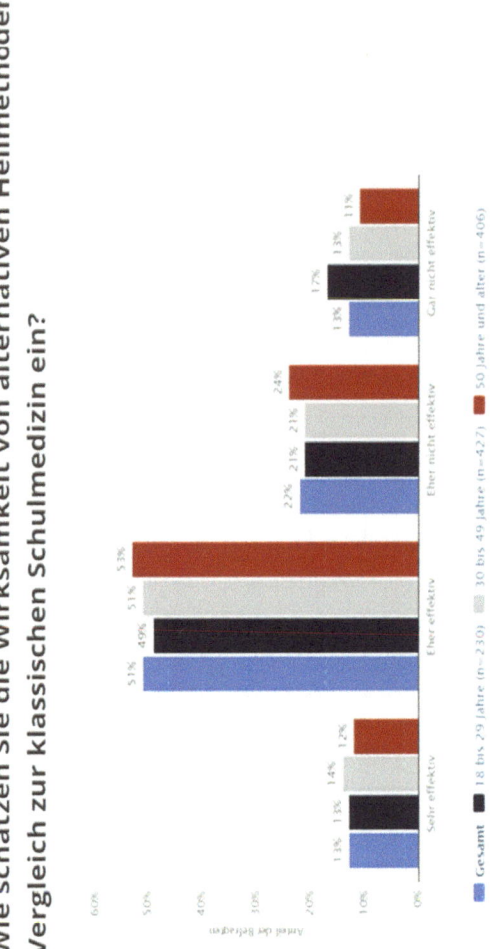

Abbildung 2: Wie schätzen Sie die Wirksamkeit von alternativen Heilmethoden bei Migräne im Vergleich zur klassischen Schulmedizin ein? (Umfrage von Oktober 2016 von Statistica;
Quelle: https://de.statista.com/statistik/daten/studie/631220/umfrage/einschaetzung-der-wirksamkeit-alternativer-heilmethoden-bei-migraene-in-deutschland/)

17

Aus der Grafik wird ersichtlich, dass 64 Prozent die Wirksamkeit von alternativen Heilmethoden im Hinblick auf Migräne als eher und sehr effektiv empfinden. Daraus lässt sich ableiten, dass alternative Heilmethoden neben der klassischen Schulmedizin für einen Großteil der Befragten bei der Behandlung einer Migräne in Betracht gezogen werden.

Meiner Meinung nach ist die Phytotherapie keine geeignete Alternative zur klassischen Schulmedizin, sondern eine Unterstützung. Die dargestellten Ergebnisse rechtfertigen die Aussage, dass die Phytotherapie eine geeignete Unterstützung bei der Behandlung von Migräne ist. Durch die prophylaktische Einnahme von phytotherapeutischen Mitteln, wie beispielsweise Mutterkraut und Pestwurz, kann die Intensität und Häufigkeit einer Migräne reduziert werden. Im Hinblick auf die Akuttherapie der Migräne weist die Phytotherapie noch Defizite auf, weshalb nicht auf die klassische Schulmedizin verzichtet werden kann, da Analgetika die Schmerzen lindern und reduzieren können. Eine Frage, die noch weiterer empirischer Untersuchung bedarf ist, wie die Kombination aus Phytotherapie und klassischer Schulmedizin populärer gemacht werden kann, damit noch mehr Migräneerkrankte davon profitieren können.

6. Literaturverzeichnis

Agosti, R.; Chrubasik, S. (2011). *Migräne und Kopfschmerzen. Erstaunlich viele phytotherapeutische Möglichkeiten*. In: Medical Tribune Nr. 19. Jahrgang 44. S. 13-14.

Bartlick, H. (2014). *Kopfschmerzen und Migräne. Die wichtigsten Fragen und Antworten*. (E-Book). Verlag Wissen-Kompakt GmbH, Frankfurt am Main.

Göbel, H. (1994). *Kopfschmerzen. Leiden, die man nicht hinnehmen muss*. Springer Verlag Berlin Heidelberg.

Göbel, H. (2012). *Migräne. Diagnostik - Therapie – Prävention*. Springer Verlag Berlin Heidelberg.

Kornmeier, M. (2016). *Wissenschaftlich schreiben leicht gemacht. Für Bachelor, Master und Dissertation*. 7. Auflage. Haupt Verlag Bern.

Berlin-Chemie AG (2017). *Patienteninformation. Wertvolle Tipps und Informationen für Menschen mit Migräne*.

MSD SHARP & DOHME GmbH (2012). *Aktiv gegen Migräne*. Haar.

7. Elektronische Quellen

Diemer, W.; Burchert, H. (2002). *Gesundheitsberichtserstattung des Bundes – Chronische Schmerzen*. Heft 7. Herausgeber: Robert-Koch-Institut. Robert Koch-Institut Verlag Berlin.

Koch, L. (2015). *Was ist Phytotherapie?* Praxis Magazin Nr. 3. Jahrgang 2015. Verfügbar unter: URL: http://www.gruenwalder.de/Wissenswertes/Phytotherapie/was-ist-phytotherapie.html (Abgerufen am 26.06.2017).

Kraft, K.; März, R. (2006). *Die wissenschaftliche Basis der Phytotherapie*. In: Zeitschrift für Phytotherapie   Nr. 27. Jahrgang 2006. S. 279–283. Verfügbar unter: URL: http://phytotherapy.org/de/kontakt/was-ist-   phytotherapie/ (Abgerufen am 26.06.2017).

Newsenselab GmbH (2017). *M-sense App*. Verfügbar unter: URL: https://m-sense.de/app (Abgerufen am 28.07.2017).

Pantleon, E. (2017). *Auch gegen Migräne ist ein Kraut gewachsen*. Verfügbar unter: URL: http://www.phytodoc.de/erkrankungen/auch-gegen-migraene-ist-ein-kraut-gewachsen (Abgerufen am 04.08.2017).

Schmerzklinik Kiel (2017). *Migräne in Deutschland. Zahlen. Fakten, Schicksale*. Verfügbar unter: URL: http://www.schmerzklinik.de/service-fuer-patienten/migraene-wissen/wer- leidet/ (Abgerufen am 04.08.2017).

8. Abbildungsverzeichnis

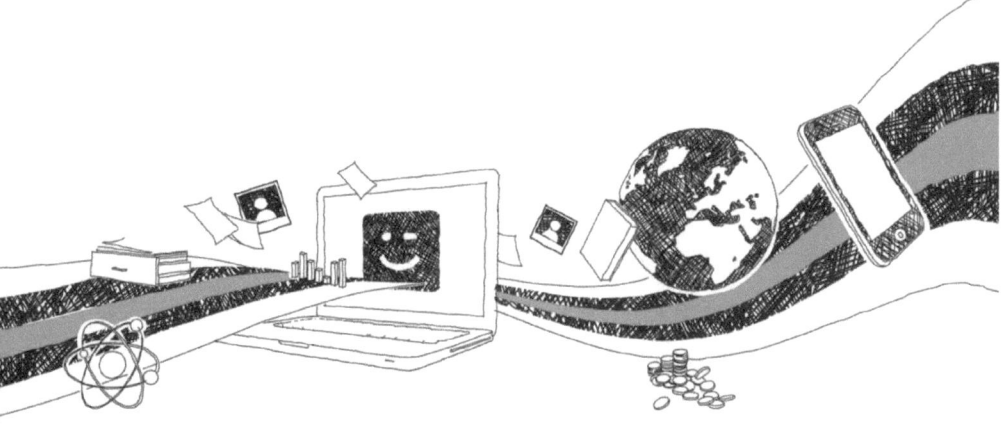
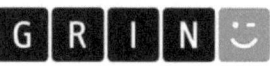